Rômulo B. Rodrigues

CURSO DE CROMOTERAPIA

(A cura através das cores)

Uso, tratamento, indicações

São Paulo/SP

1ª edição

2019

amazonkindle

RODRIGUES, Rômulo B. Curso de Cromoterapia / Rômulo B. Rodrigues. Amazon. 2019.

Organização: Rômulo B. Rodrigues

Impresso pela Amazon – 2019.

2019. Escrito e produzido no Brasil.

1. Medicina Holística. 2.Terapias Integrativas. 3.Saúde. 4. Bem-estar. I. Título

ISBN 9798815420250

COORDENAÇÃO:

Rômulo B. Rodrigues
E-MAIL: romulobr@outlook.com
FACEBOOK: http://facebook.com/romuloborgesrodrigues

CONTEÚDO PROGRAMÁTICO

HISTÓRICO

Há registros que comprovam que o tratamento de doenças era feito, também através do uso das cores, desde cerca de 2800 a.C., pelos povos da Antiguidade, como os egípcios, os gregos, os indianos e chineses.

Arqueólogos descobriram nos templos egípcios de Karnak e Tebas, salas coloridas que indicavam o uso da cor na saúde. Também, encontraram templos construídos de forma que os raios do sol refletissem as cores do arco-íris na sala; mais uma vez, sugerindo que a utilizavam para o tratamento de saúde.

Estudos arqueológicos concluíram também, que povos do Egito, da Índia, da China e outros países, usavam as cores para energizar a água para tratar a saúde. Esses povos energizavam a água com pedras coloridas, onde a energia dessas era transferida para a água, potencializando suas propriedades terapêuticas.

As civilizações antigas faziam o uso das cores para o restabelecimento da saúde, para o equilíbrio emocional e para a elevação espiritual.

Na época de Atlântida, as doenças físicas, mentais e espirituais eram tratadas com as cores refletidas dos cristais. Os atlantes construíram um templo de cura, onde o teto da sala principal foi executado com cristais, que formavam símbolos e refletiam determinada cor. Ao redor deste centro, existiam salas individuais de cura, onde cada uma tinha uma cor diferente, para um fim específico.

Mesquitas no Irã foram construídas com a aplicação de azulejos de cores diversas, para desenvolver a inspiração e a purificação espiritual.

No Ocidente, na Idade Média, a Cromoterapia era usada somente para iniciados, já que, para a Igreja Católica, sua prática era considerada bruxaria.

No século XVIII, o cientista Johann Wolfgang Von Goethe, depois de inúmeras pesquisas, descobriu que as cores influenciavam nosso organismo, mente e comportamento.

No início do século XIX, com todos os avanços da alopatia, a Cromoterapia, assim como outras terapias naturais, foram esquecidas.

Porém, no final desse mesmo século, o livro de S. Pancoast, "A Luz Azul e Vermelha" fez ressurgir essa técnica, com o uso de tecidos e de pequenos pedaços de vidros azul e vermelho, por onde passavam as luzes.

Em 1878, Edwin Babbit publicou o livro **"The Principles of Light and Colour"**. Nesse trabalho, foi acrescentado o tratamento com a cor amarela, criando cabines onde fazia uso da luz direta do sol.

Depois disso, passou a usar um disco com filtros coloridos usando a eletricidade, além de fazer uso, também, da água solarizada.

O cientista e médico indiano Dinshah P. Ghadiali publicou, em 1934, o trabalho sobre o espelho cromático, onde afirmou que o som, a luz, a cor, o magnetismo e a audição estavam na mesma energia, sendo que diferenciavam apenas pela frequência vibracional. Ele determinou que a cor tem a mesma frequência vibracional do corpo físico e, com isso, criou uma máquina que transmitia a cor através de slides. Essa sua obra-prima sobre Cromoterapia explicou como os diferentes raios coloridos tinham efeitos terapêuticos sobre o organismo.

Para D. Ghadiali, as cores representavam potenciais químicos que vibravam em frequências elevadas. E que havia uma cor que estimulava e outra que inibia o funcionamento de cada órgão ou sistema do corpo humano. Desse modo, cada cor poderia ser utilizada de forma apropriada para preservar e melhorar a saúde.

Levando em conta o fato das doenças instalarem-se no corpo físico quando havia um desequilíbrio energético dos órgãos e sistemas, a aplicação das cores objetivava resgatar a harmonia vibracional daquilo que estava desestabilizado, restabelecendo a saúde física, emocional e espiritual.

Teoria de Ghadiali

Ghadiali postulou que as cores representam potenciais químicos em altas oitavas de vibração.

Para cada órgão e sistema do corpo há uma cor particular que estimula, e outra que inibe o funcionamento desse órgão ou sistema.

Conhecendo a ação de diferentes cores sobre diferentes órgãos e sistemas do corpo, pode-se aplicar a cor correta que tende a balancear a ação de qualquer órgão ou sistema que se tornou anormal em seu funcionamento ou condição.

O processe de se viver com saúde envolve um balanço adequado no interior do corpo de todas as energias coloridas. Quando este balanço é afetado, advém a doença; e quando o desbalanceamento se torna demasiado grande, a morte ocorre.

O objetivo da ciência de curar pelas cores é combater a moléstia através da restauração do balanço normal das energias da cor no interior do corpo.

As cores e a luz

Segundo alguns autores, as cores são a linguagem da luz, já que elas colorem a nossa vida e o mundo. São componentes da luz branca. Estão presentes em todos os instantes de nosso dia e colaboram na interação com a vida e com todas as pessoas ao nosso redor, influenciando positivamente as emoções, os pensamentos, os sentimentos e as percepções físicas.

As cores são percepções visuais que ocorrem através das células dos olhos, onde a partir daí transmitem ao nervo ótico as impressões obtidas e que se direcionam ao sistema nervoso.

Com a tecnologia, veio a possibilidade de ampliar a gama de cores dos pigmentos, com a presença de milhares de tons possíveis, que podem ser usados para diversas coisas, como o tingimento de tecidos, pintura de paredes, coloração de objetos etc.

A Cromoterapia possibilita o uso adequado das cores, trazendo inúmeros benefícios a quem as utiliza e aos que estão ao seu redor. As cores são selecionadas de acordo com os benefícios e a necessidade da pessoa a quem vai se aplicar.

Isaac Newton, físico e matemático, e expressivo pesquisador sobre os raios luminosos, determinou que a luz é constituída por partículas que são emitidas pelas fontes luminosas. As principais fontes luminosas são o sol, o fogo e as lâmpadas em geral. Após serem emitidos, os raios luminosos deslocam-se em linha reta e em velocidade constante. E a luz visível é uma energia radiante, que se propaga em forma de ondas eletromagnéticas; e ao incidir sobre determinado objeto, este vai absorver e refletir os diferentes comprimentos dessas ondas. A cor apresentada pelo objeto coincide com os comprimentos de ondas que são refletidos, visíveis ao olho humano.

Desse modo, é através da luz que há a percepção do mundo físico visível, possibilitando a identificação visual do meio em que vivemos.

Segundo alguns cientistas, os raios luminosos são independentes uns dos outros, podendo percorrer trajetos paralelos ou opostos, mas não se misturando. Ou seja, um raio não vai interferir na trajetória de outro raio.

Isaac Newton verificou que quando um raio de luz branca atravessa um prisma de vidro ou de cristal, o mesmo se decompõe em feixes coloridos, chamado de Espectro da Luz. Esse fato ocorre porque cada cor apresenta um ângulo de refração diferente. O cientista também é responsável pela experiência chamada de disco de Newton, onde concluiu que a luz branca é a junção de todas as cores.

A decomposição da luz ocorre quando o raio luminoso penetra em um meio transparente (vidro, cristal, partículas de água, etc) e se dá a refração diferente para cada cor, sendo este fenômeno chamado de dispersão da luz.

Através da decomposição da luz do sol é que se forma o arco-íris em dias de chuva. As sete cores do arco-íris vistas de dentro para fora são: vermelho, laranja, amarelo, verde, azul, índigo e violeta.

A partir da percepção dos raios luminosos pelo globo ocular, dá-se o processo e química da visão. Os sinais são enviados pelas células fotorreceptoras (bastonetes e cones) aos nervos ópticos, que os encaminham para o córtex cerebral, responsável por processar e identificar os estímulos visuais.

As cores básicas (primárias) do pigmento são: o amarelo, o azul e o vermelho. As cores primárias da luz são: verde, azul e vermelho. Na luz, o amarelo emerge através da mistura do verde e do vermelho, tornando-se uma cor secundária. E no pigmento, o verde surge da interação entre o amarelo e o azul, sendo ele uma cor secundária. A partir dessas cores, podemos enxergar uma infinidade de tons.

Concluindo, as cores básicas complementares são as que misturam-se entre si.

As cores do espectro da luz podem ser divididas em dois grupos, com base na temperatura: cores quentes e cores frias. Estão dispostas cada uma de um lado e dividem o espectro de luz em duas faces, sendo que o verde ocupa o centro, pois no aspecto térmico o verde é considerado uma cor neutra.

INTRODUÇÃO

Cromoterapia é a técnica de tratamento por meio das cores.

Atualmente, é estudada cientificamente e aplicada nas clínicas e centros holísticos.

Seus efeitos são explicados através de duas teorias básicas: a primeira, mais antiga, afirma que as cores produzem modificações no campo áurico humano e determinam alterações emocionais, funcionais e metabólicas. A segunda, e mais atual, afirma que o efeito da Cromoterapia deve-se a fatores neuroendócrinos, pois a simples visualização das cores determina estímulos cerebrais nos centros sensoriais que, agindo no eixo hipotálamo-hipofisário, resultam em modificações no metabolismo através de uma complexa e sutil ação endócrina. Cada cor, por seu turno, tem um efeito diverso e agem em funções e órgãos diferentes.

As recentes análise e pesquisas científicas comprovaram a ação dessas duas teorias.

A técnica consiste mais comumente na projeção de fachos de luzes coloridas sobre o corpo inteiro. Também podem ser usados vidros coloridos sob a luz solar sobre a pessoa a ser tratada. Sabe-se, porém, que mesmo as roupas com suas cores influenciam o organismo. Isto realça a importância da seleção da cor das roupas a serem usadas, das paredes da casa, dos ambientes, etc.

Na prática da Cromoterapia onde se utilizam fachos luminosos, as cores são escolhidas e aplicadas segundo um critério apropriado. Podem ser usadas uma ou mais cores numa sessão para cada projeção. Aconselha-se a utilização de luz colorida com a cor indicada e o uso de trajes da mesma cor. O tempo de exposição luminosa é de cerca de vinte minutos diários, e o uso das roupas é indeterminado, podendo ser constante.

MÓDULO I
AS SETE CORES PRIMÁRIAS, A CORRELAÇÃO COM OS SETE CHAKRAS, INDICAÇÕES E CONTRA-INDICAÇÕES

1. **Vermelho** – Chakra Básico
2. **Laranja** – Chakra Sacro
3. **Amarelo** – Chakra Umbilical
4. **Verde** – Chakra Cardíaco
5. **Azul** – Chakra Laríngeo
6. **Índigo** – Chakra Frontal
7. **Violeta** – Chakra Coronário

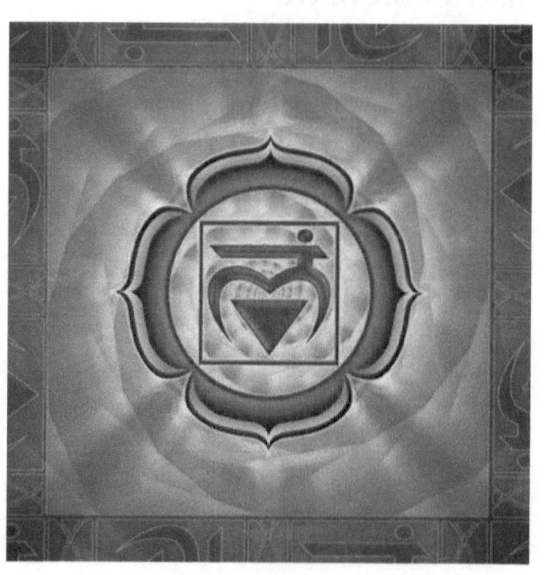

Primeiro chakra – Chakra Básico - Muladhara

Situa-se na espinha dorsal, entre os genitais e o ânus. (cóccix) Está ligado às glândulas supra-renais, que segregam a adrenalina. Rege as pernas, os pés, os ossos e o intestino grosso. As energias ligadas à segurança física, mental e emocional entram por este chakra.

Obviamente que a nomenclatura dos chakras pode sofrer alterações segundo algumas religiões e correntes espiritualistas. Mas a localização e a função são bàsicamente as mesmas.

O chakra Muladhara é o fundamento do panteão védico dos chakras. É o primeiro dos chakras situados no corpo e localiza-se na base da coluna. Dele nascem os nadis, canais de energia sutis que transportam a energia vital por todo o corpo. Por isso, o primeiro chakra é visto como o centro de energia sutil do plexo nervoso coccígeo, mas também tem importância vital na constituição de um fundamento físico e psicológico para a vida do ser humano.

O Muladhara é associado ao elefante, que porta o som-semente do chakra. Sua energia nos ajuda a perseverar; os elefantes são sólidos, confiáveis e perseverantes. Eles nos ajudam a aproveitar e a conduzir a energia de que precisamos para sobreviver e prosperar.

Geometricamente, o Muladhara é representado como um quadrado com um círculo inscrito. Dentro do círculo há um triângulo virado para baixo: a imagem de um órgão sexual feminino. O lótus associado ao Muladhara tem quatro pétalas vermelhas; o vermelho é a cor mais tipicamente associada ao primeiro chakra. O lótus está contido em um quadrado amarelo, que significa o elemento terra. O mantra é lam, que impede que nossa energia desça abaixo de nosso fundamento, o primeiro chakra.

Do ponto de vista psicológico, o chakra Muladhara regula nossas necessidades primárias e a existência física. É o chakra ligado à sobrevivência material. Esse chakra é relacionado ao elemento terra, proporcionando um fundamento para o mundo físico.

Situa-se na espinha dorsal, entre os genitais e o ânus (Cóccix). Está ligado às glândulas supra-renais, que segregam a adrenalina. Rege as pernas, os pés, os ossos e o intestino grosso. As energias ligadas à segurança física, mental e emocional entram por este chakra.

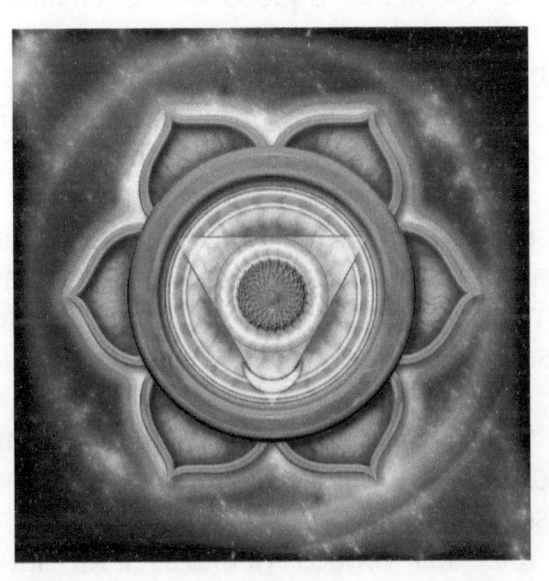

Segundo chakra – Chakra Sacro - Svadhisthana

Localiza-se na raíz dos órgãos genitais. Está ligado às gônadas. (glândulas sexuais) Rege os rins, sistema reprodutor, sistema circulatório e bexiga.

Este chakra dá início à expansão da nossa individualidade. Sua localização, nos órgãos sexuais, reflete a necessidade instintiva de desenvolvermos uma personalidade específica e de convivermos com outras pessoas. O elemento aquoso desse chakra nos estimula a desfrutar dos ritmos e ciclos da vida.

Nossa psique busca se expressar por meio do segundo chakra. Muladhara, o primeiro chakra, representa o fundamento da existência; o segundo chakra, Svadhisthana, representa a criatividade.

O símbolo do segundo chakra é uma lua crescente dentro de um círculo. Fora dela há um lótus de seis pétalas alaranjadas, quase vermelhas. O mantra é vam, que nutre os líquidos do corpo. O simbolismo desse chakra é centrado na lua, carregada de simbolismo sexual.

Do ponto de vista psicológico, o segundo chakra estimula o desenvolvimento da nossa personalidade única, da nossa capacidade de criar e se desenvolver.

Localiza-se na raíz dos órgãos genitais. Está ligado às gônadas (glândulas sexuais). Rege os rins, sistema reprodutor, sistema circulatório e bexiga.

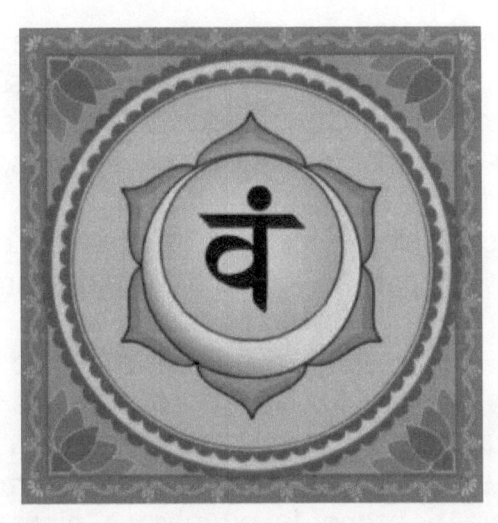

Terceiro chakra – Chakra Umbilical - Manipura

Situa-se na região lombar, acima do umbigo. Corresponde ao plexo solar e está ligado ao pâncreas. Por este chakra fluem as energias emocionais. Rege o sistema digestivo, fígado, baço, estômago e intestino delgado.

O chakra Manipura se apresenta como uma joia brilhante, luminescente. Associado ao elemento fogo, é como um sol brilhante no meio do corpo.

Este centro, que controla o processo digestivo e os órgãos digestivos, também influencia o sistema nervoso e o processo imunológico. A digestão é um reflexo da capacidade de digerir e assimilar tudo – inclusive os pensamentos. Assim, esse centro determina a saúde tanto do corpo e da mente.

Nos encoraja a estabelecer metas e a nos concentrarmos no que precisamos fazer – e pensar –, a fim de alcançarmos aquilo a que aspiramos.

O terceiro chakra é representado por um triângulo virado para baixo inscrito dentro de um círculo. Dentro do triângulo há letras "T" que atuam como portas para as formas de suástica às quais se ligam. A suástica, símbolo sânscrito do bem-estar, quer os ramos que saem da cruz apontem para a esquerda ou para a direita – e neste caso apontam para a esquerda –, é um símbolo do fogo, o elemento grosseiro desse chakra. As dez pétalas de seu lótus são azuis – como o centro de uma chama. O elemento fogo tem relação com a teoria hindu de que a digestão se realiza pelo calor; assim, o alimento é queimado para criar nossa energia vital.

Do ponto de vista psicológico, Manipura é o centro do nosso poder pessoal.

Para certas pessoas, isso se traduz na necessidade de obter informações; para outros, na necessidade de obter autoridade. Dentro desse chakra estão as chaves do equilíbrio e o poder de decidirmos como vamos realizar nosso dharma, nosso propósito de vida, em vez de apenas vivermos o karma, frutos de nossas experiências passadas.

Situa-se na região lombar, acima do umbigo. Corresponde ao plexo solar e está ligado ao pâncreas. Por este chakra fluem as energias emocionais. Rege o sistema digestivo, fígado, baço, estômago e intestino delgado.

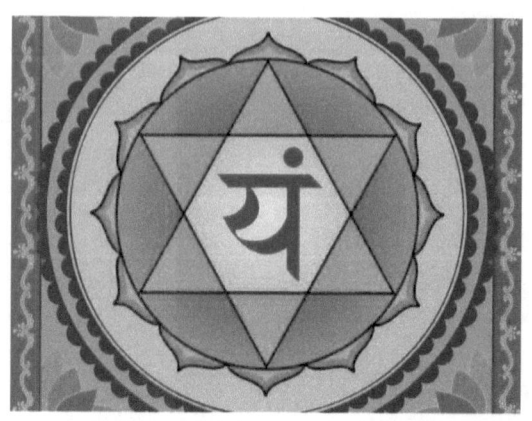

Quarto chakra – Chakra Cardíaco - Anahata

Localizado na região do tórax. Está associado com a glândula timo, que é a glândula responsável pelo funcionamento do sistema imunológico. Rege o pulmão, coração, braços e mãos.

O coração é o centro do corpo humano, o mais vital de todos os órgãos. Como vimos, ele emite milhares de vezes mais eletricidade e magnetismo que o cérebro. O coração, órgão central do chakra Anahata, reafirma nossa existência a cada pulsação, revelando que a vida inteira, na verdade, nada mais é que som e ritmo.

O símbolo do coração são dois triângulos sobrepostos e inscritos dentro de um círculo, um apontando para cima e o outro, para baixo. Eles formam, assim, uma estrela de seis pontas. O lótus tem doze pétalas, cuja cor é, muitas vezes, considerada vermelha, muito embora o elemento correspondente, ar, tenha, em geral, a cor cinza. O som que emana do chakra é yam.

O chakra do coração tem muitos símbolos complexos. Os dois triângulos retratam a união completa das energias masculina e feminina. O elemento ar, no entanto, não é entendido aqui como "sopro vital", mas como transmissor de som e energia. A natureza mística do ar dá a entender que tal som se encontra fora do tempo e do espaço e estimula um entendimento de assuntos que nada têm a ver com as preocupações do dia a dia.

Do ponto de vista psicológico, o chakra do coração é dedicado ao amor e à compaixão, bem como aos outros ingredientes necessários para que a pessoa se torne, de fato, afável por dentro e por fora.

Está Localizado na região do tórax. Está associado com a glândula timo, que é a glândula responsável pelo funcionamento do sistema imunológico. Rege o pulmão, coração, braços e mãos.

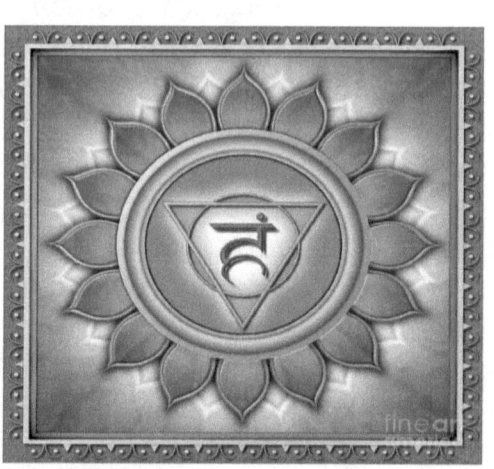

Quinto chakra – Chakra Laríngeo - Vishuddha

Situa-se na garganta. Está ligado às glândulas tireóide e paratireóide, que regulam o metabolismo do corpo. Rege o pescoço e os ombros.

Vishuddha é o centro pelo qual comunicamos nossa verdade ao mundo. Dá voz ao nosso coração interior e, inversamente, ouve o que mundo nos responde.

Este é o último chakra na sequência dos elementos grosseiros ou físicos. Dentro de sua localização, preparamo-nos para subir a escada da consciência e passarmos aos chakras dedicados à espiritualidade.

Em termos simbólicos, o quinto chakra tem a aparência de um triângulo voltado para baixo, inscrito em um círculo e com outro círculo menor inscrito nele. O lótus tem dezesseis pétalas, que, na maioria dos sistemas, são de cor azul arroxeada. É regido pelo éter, o mais sutil dos elementos. O mantra ham energiza e harmoniza a garganta.

Do ponto de vista psicológico, o quinto chakra nos abre para a sabedoria superior, para nossos guias e para nossa alma. Muitas fontes o apresentam como o centro relacionado aos sonhos. No quinto chakra, se formos capazes de determinar quais verdades queremos representar, podemos ter acesso a nossos sonhos interiores e viver uma vida significativa.

Ele situa-se na garganta. Está ligado às glândulas tireóide e paratireóide, que regulam o metabolismo do corpo. Rege o pescoço e os ombros.

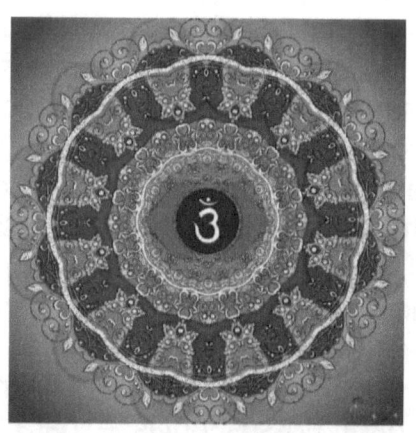

Sexto chakra - Chakra Frontal - Ajna

Localizado entre as sobrancelhas. Está ligado à glândula pituitária, (hipófise) que é responsável pela segregação da endorfina. (hormônio que causa sensação de bem-estar) Rege os olhos e a memória.

As energias solar e lunar se encontram e se misturam no sexto chakra, combinando os seguintes princípios: solidez, liquidez, consciência, neutralidade, ascese, violência e devoção espiritual. O Ajna dissolve a dualidade, permitindo que já não vejamos as coisas como "boas" e "más" e paremos de distinguir entre "eu" e "tu", de modo a sermos capazes de aceitar a unidade maior dentro do cosmos. É aí que podemos usar nosso "terceiro olho", ou visão interior, para ver a verdade por trás da realidade material.

Por meio de sua energia, recebemos a oportunidade de ver todas as coisas como sagradas e santas.

Ajna é representado por um triângulo virado para baixo dentro de um círculo.

Seu lótus tem apenas duas pétalas. É transparente e feito de luz, pois seu propósito é nos ajudar a ver com clareza. Seu mantra é o divino aum, que conecta o princípio e o fim de todas as coisas. Às vezes, o Ajna é chamado de chakra do elemento supremo – luz que gera todos os outros elementos. Como tal, considera-se que seja o portador da sílaba-semente OM.

A nível psicológico, o Ajna está relacionado à nossas faculdades cognitivas e sensoriais. É nesse ponto que passamos além das informações concretas e mundanas e chegamos a formular abstrações e pensamentos mais elevados. Por isso, um dos papéis mais importantes desse chakra é transpor os mundos sutis, governando os koshas, ou camadas, que constituem a totalidade do corpo sutil.

Está localizado entre as sobrancelhas. Está ligado à glândula pituitária (hipófise), que é responsável pela segregação da endorfina (hormônio que causa sensação de bem-estar). Rege os olhos e a memória.

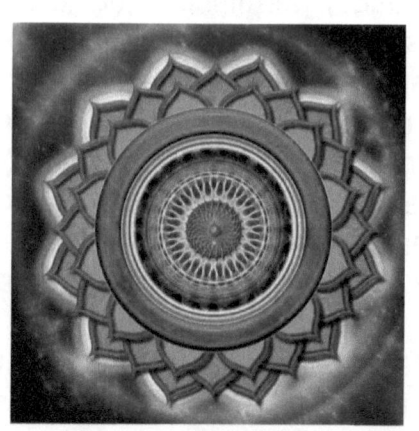

Sétimo chakra – Chakra Coronário - Sahasrara

Situa-se no alto da cabeça. É ligado à glândula pineal, (epífise) que é responsável pela produção de melatonina, a substância reguladora do sono. Rege o cérebro.

Dentro desse chakra, a personalidade individual se dissolve na essência do todo.

Este é o chakra das mil pétalas. Essas pétalas representam as cinquenta letras do alfabeto sânscrito com suas vinte permutações. A magnitude dessas vibrações confirma o papel do sétimo chakra, de governar e coordenar todos os outros chakras.

Este chakra tem várias características únicas. Em todos os outros chakras, os lótus apontam para cima. Neste, apontam para baixo, simbolizando a libertação em relação a tudo o que é mundano e a chuva divina que cai de suas pétalas.

Tradicionalmente, ele é figurado acima da cabeça. Os sistemas mais contemporâneos o situam no próprio topo da cabeça.

O Sahasrara cria o quinto kosha, a camada Anandamaya que é também o corpo causal. Depois de subir ao Sahasrara, nos desfazemos também dessa camada e nos libertamos de todas as limitações do mundo físico, assim como da "roda da vida", veículo que inicia a reencarnação. Uma vez libertados do corpo causal, entramos em um dos três planos ou koshas superiores além do corpo: o Satyaloka, "Mundo da Verdade". Alcançamos ainda o samadhi - estado de consciência associado à transcendência. Esse estado é associado ainda aos ensinamentos de Krishna no Bhagavad-Gita e ao oitavo ramo do yoga óctuplo de Patanjali. Há muitos níveis de samadhi; o mais alto dos quais, envolve identificação com os mais elevados estados de consciência, até que, por fim, o indivíduo é absorvido no todo.

Considera-se que o Sahasrara está além da maioria das representações simbólicas, embora esse chakra seja, em geral, considerado de cor branca.

Diz-se que o Sahasrara está além dos sentidos, dos órgãos dos sentidos e do sopro vital.

Ele situa-se no alto da cabeça. É ligado à glândula pineal (epífise), que é responsável pela produção de melatonina, a substância reguladora do sono. Rege o cérebro.

Vermelho

Estimula e excita os nervos e o sangue. Promove a liberação da adrenalina e estimula os nervos sensoriais. Ativa a circulação sanguínea, excita os nervos cerebroespinais e o sistema nervoso simpático. Revitaliza o corpo físico, mas, por ser tão poderosamente estimulante, deve ser usado com cautela.

O vermelho é contra indicado em todas as inflamações e em muitos casos de perturbações emocionais.

Nunca se deve fazer um tratamento exclusivamente com vermelho. É preciso complementá-lo com uma radiação verde ou azul.

Laranja

Tem efeito antiespasmódico. Bom no tratamento das cãibras musculares e nos espasmos.

O laranja auxilia o metabolismo do cálcio e fortalece os pulmões, pâncreas e baço. Acelera a pulsação, mas não eleva a pressão sanguínea. Fornece energia ao baço e ao pâncreas.

O laranja fortalece o corpo etérico, vivifica as emoções e cria um sentimento geral de bem-estar e disposição.

Sob o ponto de vista psicológico, a cor laranja é excelente para remover repressões e inibições, ajuda a ampliar a mente e torná-la receptiva a novas ideias, e quando corre algum tipo de retardo mental, auxilia poderosamente na elevação do nível mental. Por ampliar os limites mentais, aumenta a compreensão e a tolerância.

Amarelo

O amarelo ativa os músculos motores e gera energia nos músculos. Favorece a digestão, mas, se usada durante muito tempo, pode provocar diarréia porque estimula o fluxo da bile. O amarelo afasta os parasitas. Melhora a condição da pele e purifica o sangue. Ativa a linfa.

Sob o ponto de vista psicológico, o amarelo estimula o raciocínio lógico e os poderes de raciocinar. Melhora o autocontrole ao inspirar as faculdades mais elevadas.

O amarelo é uma cor que dá uma atitude harmoniosa em relação à vida, favorecendo o equilíbrio e o otimismo.

O amarelo é contra indicado em casos de inflamação aguda, delírio, diarréia, febre, superexcitação e palpitações.

Verde

O verde é a cor média do espectro. O verde dilata os capilares e produz a sensação de calor. Alivia a tensão, mas usado em excesso, torna-se enfadonho. Estimula a glândula pituitária e é um reconstrutor dos tecidos e músculos. Libera e ao mesmo tempo regula o corpo etérico e recupera o corpo astral que tenha sofrido choque, fadiga, moléstia ou emoções negativas.

Em termos psicológicos, a cor verde dá um sentimento de renovação, de nova vida, de frescor e brilho, algo como um início de primavera.

Azul

Acelera o metabolismo. Promove crescimento e supuração. Cura queimaduras muito rapidamente.

A cor azul pode ser usada para aliviar diferentes dores como os problemas de garganta de todos os tipos, febres e moléstias infantis como sarampo, caxumba, inflamações, espasmos, ferroadas, comichões e dores de cabeça. É também útil para os casos de choque, insônia e dores periódicas.

Em termos psicológicos, o azul pode trazer quietude e paz mental, particularmente, após um estado de superexcitação. Pode ser tão poderosamente relaxante que requeira uma irradiação com vermelho ou laranja.

O azul é contra indicado para resfriados, gota, hipertensão, contrações musculares, paralisia, reumatismo crônico e taquicardia.

Índigo

É refrigerante, adstringente e elétrico. Atua sobre as paratireóides. Quando a tireóide está sobrecarregada, deve-se tratar as paratireóides com índigo.

Purifica a corrente sanguínea e prepara os leucócitos no baço. Reduz ou mesmo estanca hemorragias. Sempre que hemorragia excessiva estiver presente, deve-se tratar com índigo.

Reduz o ritmo respiratório e tonifica os músculos.

Pode ser usado também no tratamento das afecções dos olhos, dos ouvidos e do nariz, e nas moléstias dos pulmões, asma e dispepsia.

Sob o ponto de vista psicológico, clareia e limpa as correntes psíquicas do corpo. Tem poderoso efeito em complicações mentais graves como obsessão e outras formas de psicose.

Purifica e estabiliza onde quer que temores e repressões tenham causado moléstias mentais graves.

Violeta

Purifica o sangue e promove a produção de leucócitos. O violeta mantém o balanço de potássio no corpo. Detém o crescimento de tumores.

É uma cor calmante nos casos de violenta insanidade. Controla a fome excessiva.

Pode ser usada no tratamento de todas as moléstias mentais e nervosas, e também no caso de reumatismo, concussão, tumores, meningite e afecções dos rins e da bexiga.

Sob o ponto de vista psicológico, esta cor tem um excelente efeito sobre todas as formas de neurose e manifestações neuróticas.

Pode ser usada na assistência do desenvolvimento das faculdades espiritual e intuitiva.

A aura (campo eletromagnético)

O homem possui uma aura envolvendo e interpenetrando seu corpo físico. Uma das funções da aura é absorver a energia da luz branca da atmosfera e decompô-la nas energias de suas cores constituintes que então fluem para as diferentes partes do corpo, a fim de vitaliza-las. Pesquisas mostram que é provável que os efeitos notados pelo uso da Cromoterapia ocorrem devido à ação dos raios coloridos sobre o corpo eletromagnético, que sua por sua vez, influencia o corpo físico.

No ser humano há dois processos básicos que funcionam o tempo todo: o anabolismo e o catabolismo. O primeiro é um processo construtivo e reparador. Ao passo que o último é o oposto e promove a eliminação de produtos tóxicos ou supérfluos do corpo. A boa saúde só pode ser mantida se for mantido um balanço adequado entre os processos de anabolismo e catabolismo, que representam conjuntamente o metabolismo.

MÓDULO II
COMBINAÇÕES DE TONS USADOS NO TRATAMENTO ATRAVÉS CORES

Limão

O limão é uma mistura de amarelo muito claro com verde muito claro.

Rejuvenesce o organismo e elimina as toxinas. É laxante, anticatarral e fortalece os ossos. É um estimulante cerebral e ativa o timo. É antiácido.

Púrpura

O púrpura e o escalarte são combinações de vermelho e azul.

O púrpura é composto por mais azul e menos vermelho. O escalarte tem mais vermelho e menos azul.

O púrpura tem propriedades analgésicas. Suprime a malária e estimula as veias.

Escalarte

O escalarte estimula os rins e os mecanismos sexuais.

Mangenta

É uma combinação de vermelho e violeta, energiza as adrenais e a ação do coração. É diurético. Em alguns casos, atua como estabilizador emocional.

Turquea

Auxilia a formação da pele. Quando se trata uma queimadura com azul, pode ser de grande ajuda empregar o turquesa para apressar a formação do tecido epitelial.

É um depressor cerebral. Reduz a superatividade mental.

MÓDULO III
A FUNÇÃO DAS CORES

VERMELHO - COR COMPLEMENTAR: AZUL

Maior energizador de todos os raios. O vermelho afeta o centro da raiz na base da coluna.

- Obtemos através desse raio a nossa energia;
- Estimula as glândulas sexuais.

Uso terapêutico

- Age sobre o sistema muscular, fortalecendo-o;
- Estimula os nervos sensoriais;
- Age sobre a glândula suprarrenal, liberando adrenalina no corpo;
- Bom para problemas circulatórios;
- Para pés e mãos frias, use luvas e meias vermelhas;
- Para bronquite, asma, pneumonia e tuberculose;
- Bom para anemia e doenças do sangue em geral;
- Ajuda no caso de impotência sexual;
- Excelente para resfriados e congestões nasais;
- Sem energia, desanimado, use cor vermelha.

Contra indicações

- Distúrbios emocionais;
- Inflamações;
- Hipertensão;
- Febre;
- Temperamentos excitados.

COR VERMELHA - ALIMENTOS

Alimentos indicados: tomate, pimentão vermelho, caqui, maçã, cereja, groselha, ameixa vermelha, beterraba, rabanete, agrião, espinafre, berinjela e todos os vegetais que contêm muito ferro.

LARANJA - COR COMPLEMENTAR: ANIL

- Vitalidade e o entusiasmo;
- Lembra a cor do sol;
- Melhor antídoto contra depressão, solidão e o cansaço;
- Estimulante mental;
- Age no sistema respiratório e fica o cálcio;
- Atua sobre o chakra esplênico e tem muita relação com o sistema circulatório;
- Como o vermelho pode ativar a glândula supra-renal;
- Expande os pulmões;
- Estimula e aumenta a média das pulsações, sem afetar a pressão do sangue;
- Estimula a produção de leite, após o nascimento do bebê.

Usos terapêuticos

- Age sobre o sistema circulatório;
- Vegetarianos precisam desta cor para obter energia;
- Ajuda em casos de cólicas e espasmos;
- Bom para as enfermidades peito, asma e reumatismo crônico;
- Age nos distúrbios digestivos, inflamação nos rins e cálculo na vesícula.
- É indicado para todos os tumores;
- No estado pré-cancerígeno, o laranja pode eliminar as causas;
- Elimina o cansaço mental;
- O laranja libera as inibições e dá a sensação de nos libertar das limitações.

Contra indicações

- O excesso de cor laranja na mente e nas emoções pode induzir à falta de moderação, devendo ser usado com discriminação;
- Abuso de poder/egocentrismo.

ALIMENTOS LARANJA

Alimentos indicados: mamão, cenoura, abóbora, abricó.

Cor laranja misturada com amarelo: laranja, tangerina, damasco, alguns tipos de mangas, pêssegos.

AMARELO - COR COMPLEMENTAR: VIOLETA

- Age sobre o plexo solar;
- Ativa os nervos motores e gerando energia para os músculos;
- Excelente para os nervos e para o cérebro;
- É estimulante motor e construtor dos nervos;
- Ação estimulante, purificante e eliminadora sobre o fígado, os intestinos e pele; energiza a região digestiva;
- Estimula o fluxo de bílis e tem ação vermífuga, hostil aos parasitas e vermes;
- Sendo uma mistura de vermelho e verde, o amarelo tem a metade da força estimulante do vermelho e metade da capacidade reparadora do verde, estimulando e reparando as células destruídas;
- Aumenta sensivelmente a produção dos sucos digestivos;
- Auxilia no sistema linfático;
- Esta cor estimula o intelecto assim como a comunicação.

Usos terapêuticos

- Ativa os nervos motores;
- Age sobre o sistema nervoso;
- Age como laxante, quando se toma como água solarizada;
- Estimula a produção de bílis;
- Ativa as glândulas linfáticas;
- Ajuda na artrite (eliminação do cálcio em excesso);
- Bom para problemas de pele em geral;
- Eficaz para má digestão;
- Em caso de prisão de ventre: aplicar sobre o umbigo;

- Doenças psicossomáticas em geral;
- Preocupação excessiva;
- Colites nervosas.

Contra indicações

- A característica da cor amarela é o fortalecimento da ação ocorrente, então deve-se evitar nos casos de:
- Diarréia;
- Febre;
- Inflamações agudas;
- Nevralgias;
- Palpitações do coração.

VERDE - COR COMPLEMENTAR: MAGENTA VERMELHO E VIOLETA

- Age sobre o centro cardíaco;
- É calmante e relaxante;
- O verde estimula sentimentos de equilíbrio, harmonia, paz, esperança, crescimento e saúde. Ele é encontrado em toda a natureza, simbolizando a fartura e renovação das forças do universo;
- É a cor do nitrogênio, que é o componente mais presente na atmosfera;
- Entra na composição dos músculos, ossos das células e tecidos;
- Atua sobre o sistema nervoso simpático;
- Alivia a tensão dos vasos sanguíneos e diminui a pressão do sangue;
- Ajuda nos casos de insônia, cansaço e irritação;
- É desinfetante, germicida, antisséptico e bactericida.

Usos terapêuticos

- Age sobre o aparelho circulatório, aumentando a capacidade da rede – vasos, artérias e veias, em transportar maior volume de sangue;
- Atua em toda área do abdome;
- Relaxante da área muscular e nervosa, ela retira a tensão das áreas correspondentes e auxilia nos traumas;
- Anti-infeccioso;
- Elimina bactérias e micro-organismos;
- Sistema Nervoso (calmante).

AZUL - COR COMPLEMENTAR: VERMELHO

- Age no chakra laríngeo;
- O azul é cor de maior propriedade terapêutica. De todas as cores, esta é a que mais possui efeito curativo;
- Promove o crescimento e aumenta a vitalidade;
- Possui efeito tônico;
- A cor azul produz efeito calmante, refrescante, absorvente e analgésico em todos os órgãos e sistema do corpo;
- Redução do pulso, redução leve da frequência cardíaca, diminuição do ritmo respiratório, redução da pressão sanguínea, inibição da descarga de adrenalina. Com a redução dos ritmos cardiocirculatórios, respiratórios e nervosos, o organismo tende a recarregar-se energeticamente.

Uso terapêutico

- Nos casos de estresse, estafa, convalescença, pressão alta, obesidade, taquicardia, palpitação, nervosismo, insônia, ira, irritabilidade, temperamento agressivo, ciúme, medo, insegurança, ansiedade, alcoolismo, convulsões, esgotamento nervoso, agitação psicomotora e neuroses.

PRECAUÇÕES

A permanência prolongada sob os efeitos do azul favorece a depressão e causa fadiga e profunda sonolência.

ÍNDIGO - COR COMPLEMENTAR: LARANJA

- Age sobre o chakra frontal - terceiro olho;
- O índigo possui efeito dissipador, relaxante das tensões e ao mesmo tempo se encarrega de energizar o corpo físico;
- Contém a capacidade de ampliar a nossa compreensão;
- É hemostático - ajuda a reduzir as hemorragias.

Usos terapêuticos

- Equilibra a corrente sanguínea - coagulador;
- Tonifica os músculos;
- Reduz ritmo respiratório, intervindo no Sistema Endócrino - glândulas tireóide e paratireóides;
- Essa cor é eficaz no tratamento das doenças que afetam os órgãos da percepção: olhos, orelhas e nariz.

VIOLETA - COR COMPLEMENTAR: AMARELO

- Tem mais alta vibração dentre as cores do espectro;
- Purifica tudo o que se encontra a seu alcance – pensamentos e emoções;
- Produz um efeito positivo na estrutura molecular do organismo;
- É a cor do chakra coronário - estabelece ligação com o lado espiritual;
- Para o emocional: desenvolve a intuição e a percepção, contribui para o desenvolvimento e equilíbrio espiritual;
- Indicada para sentimentos de solidão, melancolia, falta de fé em si, nos outros e em Deus, neuroses e problemas mentais.

INDICAÇÕES

- O violeta age em diversos órgãos, produzindo equilíbrio entre o sistema simpático e parassimpático. O violeta detém o crescimento de tumores. O uso da cor é eficaz nas pessoas nervosas e excitadas, nestas o efeito da cor é rápido e visível;
- Controla a fome excessiva;
- Mantém o equilíbrio de sódio e potássio;
- Auxilia no tratamento de reumatismo, tumores, meningite, problemas renais, da bexiga, estômago, ferimentos, áreas genitais femininas, problemas circulatórios, neurológicos e câncer.

PRECAUÇÕES

- Não usar em casos de depressão;
- Manias, psicoses, vícios de drogas, alcoolismo, hipoglicemia, fanatismo, dispersão mental.

ROSA

- Cor do amor incondicional, da emoção suave que cria sensação da calma, dentro de uma vibração de alta sintonia e paz, da doação por excelência. É semelhante ao adoçar;
- O seu conjunto com outras cores é altamente positivo, dentro das seguintes características;
- Usado com o verde, equilibra e cura, reativa e energiza;
- O vermelho faz vibrar e fortalecer o sangue e o corpo físico. O rosa favorece as emoções boas e pacíficas;
- Junto com o azul, é um potente calmante.

Indicações terapêuticas

- No aparelho digestivo, em conjunto com o verde é usado para equilibrar a região abdominal;
- No campo mental cria situações positivas que transformam os pensamentos, extraindo o poder positivo e amoroso de todos eles;
- Indica-se incluir o rosa em todo e qualquer órgão físico.

MÓDULO IV
DIAGNÓSTICO E TRATAMENTO

Quando pensamos sobre terapia, idealizamos apenas o corpo físico feito de carne e músculos e que podemos ver. Mas, é bom lembrar que a sabedoria antiga ensina que este corpo consiste de duas partes: uma visível e outra invisível, ou sutil. Este último é o corpo vital ou duplo etérico. Ambos são compostos de matéria física e ambos são perdidos na ocasião da morte.

O corpo etérico é a fonte de toda a vitalidade física e o transmissor de energia no sistema. Esse duplo é a replica exata do corpo visível. Seus órgãos correspondem exatamente aos do organismo físico. Consequentemente, a moléstia se inicia no corpo etérico ou em um dos corpos superiores antes de atacar o corpo físico. Assim, pode-se fazer um diagnóstico precoce de uma doença iminente.

Dois sistemas nervosos

A operação do organismo físico depende do funcionamento dos sistemas nervosos que são em número de dois. O Sistema Involuntário (Sistema Nervoso Autônomo), sob o qual não atua à vontade, acionando todas as funções automáticas (autônomas) do corpo, como o batimento cardíaco e a respiração, sem que nos preocupemos com isso. De fato, se quiséssemos, poderíamos, provavelmente, deter seu funcionamento.

O outro sistema nervoso é o Voluntario (ou autônomo), sediado no cérebro, medula espinhal e plexo solar. Através desse sistema pensamos, sentimos e atuamos. Se tais centros apresentam qualquer tipo de defeito, a expressão do homem no mundo físico é tão imperfeita quanto a extensão do dano.

Os raios coloridos afetam a condição tanto das células físicas quanto das células etéricas. Esse corpo etérico é o vínculo entre os sentidos físicos e as forças superiores. E, estando saudável o corpo vital ou etérico, ele energiza o corpo físico.

Para a visão treinada ou clarividente, a aura do corpo etérico é visível como um contorno visível de pálida cor dourada se irradiando em todas as direções. Essas radiações, quando fortes e saudáveis, podem eliminar germes e infecções através de sua força e vitalidade. Mas, na saúde precária, a força etérica é depauperada, incapaz de absorver a quantidade correta de energia, e a radiação – falta de força vital – aparece ao clarividente como linhas descendentes.

A Cromoterapia objetiva reconstituir o corpo através da aplicação de vibrações da cor correta aos chakras, tornando-os então, capaz de vitalizar o corpo físico.

Métodos de diagnóstico

Há três principais métodos de diagnostico: pela percepção psíquica, pelo uso da tela de Kilner – através da qual as condições dos níveis astral e etérico podem ser averiguadas – e pela Radiestesia, ou pela percepção extra-sensorial (P. E. S.), através do pendulo.

Para o radiestesista, cada cor tem sua vibração particular e pode-se reconhecê-la observando o balanço do pendulo. Juntamente com isto, há o diagnóstico e tratamento. A sintonia é feita através de amostra de sangue, um punhado de cabelos ou ainda pela assinatura.

Um especialista pode fazer um diagnóstico completo e tratar o paciente.

Para o sensitivo, a falta de brilho ou fragmentaridade da cor será observada e o tratamento poderá ser dado a cada nível que o requerer.

Alguns sensitivos são tão bem-dotados que nem requerem a presença do paciente; bastando apenas que se lhe de um artigo pertencente à pessoa em questão.

Quanto ao terceiro método, aquele que ocorre através da Radiestesia, ou Radiônica, será muito semelhante a investigação psíquica, e naturalmente ira variar segundo o treinamento e experiência do praticante.

Localizando o órgão afetado

Há dois tios principais de tratamento: exposição e resguardo. Em qualquer dos casos, o objetivo do tratamento é restaurar a vitalidade do veículo etérico através da projeção de raios coloridos que são absorvidos pelos centros de força (chakras) que interpenetram a coluna vertebral. A decisão acerca de a qual centro será dirigido o raio de luz, depende da posição do órgão afetado.

Outro método que pode ser empregado por aqueles que têm pontas de dedos ou mão sensitivas, – se a visão psíquica não é desenvolvida – consiste em passar a mão direita sobre o corpo do paciente enquanto a vibração dos dedos, ou para algumas pessoas, o formigamento da palma e uma sensação de calor, indicam a posição da sede do problema.

Este processo é semelhante ao uso do pendulo para o diagnóstico; e tanto a mão quanto o pêndulo podem ser utilizados para indicar a cor do raio a ser usado. Obviamente, um grande mostruário de cores deve ser utilizado nesses casos.

O tratamento tanto pode ser difuso sobre o corpo, quanto concentrado. A continuidade do tratamento é importante, e muitos terapeutas concordam que o tratamento deve durar pelo menos de vinte a trinta minutos.

O tratamento completo consiste na focalização de lâmpadas, ou em alguns casos, no uso das mãos para dirigir a cor – através do poder do pensamento – sobre o corpo todo, mais especificamente sobre as costas.

O paciente permanece deitado ou sentado numa posição relaxante com a parte superior do corpo descoberta. Esse é um poderoso tônico para revitalizar e aumentar a resistência física do corpo.

Filtros coloridos

No tratamento concentrado, a lâmpada colorida com o filtro apropriado para a desarmonia particular é focalizada apenas na área afetada. Este tratamento dura, em geral, apenas quinze minutos e pode ser seguido apenas pelo tratamento completo.

Muitos terapeutas utilizam uma lâmpada ou projetor em que uma grande quantidade de filtros pode ser inserida.

Um tratamento a base de cores mais elaborado é proporcionado pela cabine Eletctro-Thermolume. O paciente entra na cabine e é banhado em cores por filtros coloridos fixados defronte da cabine.

Outro método eficiente frequentemente usado é o da água ativada pela cor na luz solar. O método consiste em colocar a água numa jarra ou vidro da cor necessária e expô-la a luz do sol durante uma hora ou duas, ou colocar em papel colorido em torno da jarra ou copo. O paciente toma então, a água solarizada.

MÓDULO V
APLICAÇÃO DA CROMOTERAPIA

Como aplicar a Cromoterapia

A Cromoterapia utiliza as sete cores do arco-íris, que são aplicadas em regiões com alguma disfunção no corpo. Durante a sessão, o número de cores utilizadas vai depender da necessidade da pessoa a ser atendida, que pode ser uma, duas ou três cores.

A aplicação pode ser feita de maneira preventiva, energizando determinado órgão com a sua cor relacionada, reequilibrando o chakra correspondente.

Também há a aplicação emergencial, quando já existe algum distúrbio físico ou emocional. Neste caso especifico, vai depender da queixa apresentada pelo paciente.

Cada cor apresenta a sua frequência, e mesmo que se projete duas cores em um mesmo local, elas se juntam ampliando o campo iluminado; só que a energia não se aglutina. Há a necessidade de fazer a mistura no interior da lâmpada ou com um filtro colorido, para que a onda tenha a sua origem na própria fonte luminosa.

A aplicação de luz colorida deve ser feita com a lâmpada acesa e projetada diretamente na região pré-determinada, com leves movimentos, a uma certa distância para que a área do corpo se apresente na cor da luz. Não se deve tocar a pele do indivíduo, para não causar desconforto e nem machucá-lo. Quanto mais forte for a luz, maior deve ser a distância do local.

Quanto às lâmpadas para Cromoterapia, pode-se utilizar coloridas comuns encontradas facilmente no mercado. Há também, aparelhos de Cromoterapia que hoje são bastante utilizados, alguns com filtros coloridos e outros com o sistema RGB (red green blue), que misturam as cores a fim de se obter as sete cores do arco-íris, a partir das cores básicas da luz (vermelho, verde e azul). Eles facilitam o manuseio e a aplicação das cores, mas não são diferentes quanto aos efeitos, já que esses efeitos são produzidos pela cor irradiada por eles ou pelas lâmpadas coloridas.

O tempo de aplicação vai depender da intensidade da iluminação utilizada. Quanto mais forte, será necessário menos tempo para a obtenção dos benefícios das cores.

No geral, uma sessão de Cromoterapia pode ser feita em um período breve de 5 a 10 minutos, ou em período médio de 20 a 30 minutos. Vai depender muito do trabalho do terapeuta e da associação ou não de outras técnicas.

Se a pessoa for fazer em casa, enquanto faz uma tarefa, por exemplo, pode expor-se até cerca de uma hora.

Observa-se que, quanto mais a pessoa está receptiva e compenetrada enquanto recebe a aplicação, menos tempo é necessário para obter os benefícios.

Normalmente, o azul, o índigo e o violeta devem ser aplicados no máximo por uma hora. Já o vermelho, o laranja e o amarelo, por cerca de 30 minutos.

O número de sessões estipuladas para o tratamento também é uma atribuição do terapeuta, assim como, a indicação de sessões em consultório e/ou em casa.

A solarização da água é quando colocamos um recipiente colorido ao sol, para que a luz solar o atravesse, e onde as ondas assumem a vibração da cor, fazendo com que a energia do raio colorido penetre nas moléculas da água. E, quando o indivíduo ingere essa água, recebe os benefícios terapêuticos em seu organismo.

Caso não tenha o vidro colorido com o matiz puro da cor desejada, pode utilizar o papel celofane para envolver o vidro transparente e sem cor. Deve-se encher o recipiente de água potável e levá-lo ao sol. Se o sol estiver forte, deixar por cerca de trinta minutos, mas se o dia estiver nublado e chuvoso, o período de exposição passa para cerca de 10 a 12 horas.

Depois disso, a água solarizada pode ser ingerida, no mínimo um copo por dia, e depois, acondicionada na geladeira. É muito indicada para problemas gastrointestinais e circulatórios.

A Cromoterapia é uma prática natural que não dispensa a visita aos médicos, e é muito usada, paralelamente, a tratamentos clínicos e medicamentosos.

Quanto à projeção mental da cor, também usada por alguns terapeutas, pode até ser usada em tratamentos à distância. O terapeuta projeta mentalmente as cores, quando visualiza determinada cor sobre uma pessoa (presente ou distante). A energia se dissipa por ondas do pensamento na frequência da cor anteriormente visualizada até atingir a pessoa. É necessário usar a criatividade e a concentração para imaginar as cores no corpo inteiro do indivíduo que vai receber, ou na região em desarmonia.

A seleção das cores é muito importante devido às propriedades específicas das mesmas e seus benefícios para a saúde. O terapeuta vai utilizar seus conhecimentos nessa área, para selecionar as cores que irão atender as necessidades energéticas, promovendo a saúde e trazendo o bem-estar para a pessoa em questão.

MÓDULO VI
LIMPEZA DO CAMPO ELETROMAGNÉTICO

Está técnica normalmente é utilizada para iniciar o tratamento. Antes de entrar no tratamento propriamente dito, faz-se uma "limpeza" no campo eletromagnético, mental e físico.

Fazendo a limpeza do corpo mental

Cores utilizadas:
Violeta e índigo - Para limpar o campo magnético do corpo mental. Iniciar na altura do joelho, do lado esquerdo do cliente, contornado-o e voltando.
Repetir esse movimento 7 vezes.

Fazendo a limpeza do corpo físico

Cores utilizadas:
Azul - para limpar o campo magnético do corpo físico. Iniciar na altura do joelho, do lado esquerdo do cliente, contornado-o e voltando.
Repetir esse movimento 7 vezes.

Tratando o sistema respiratório

Cores utilizadas:

Verde e azul - para limpar fossas nasais, seios paranasais e a laringe.
Verde, violeta e azul - quando houver infecção nas vias superiores.

Verde, violeta, azul e amarelo - quando houver infecção dos pulmões.

1- Inicie na fronte, acima das sobrancelhas, da direita para a esquerda do cliente, cobrindo os seios frontais em zigue-zague;

2- Desça pelo nariz, boca, amídalas, laringe, faringe e traquéia;

3- Circule brônquios e pulmões (ambos os lados), e volta pelo trajeto traquéia, faringe, amídalas, boca, nariz, como o caminho do ar que entrou e saiu;

4- Nas costas, ativar o pulmão com movimentos horizontais;

5- Retorne a frente pela direita e fazer o mesmo trajeto no sentido inverso.

Tratando o sistema circulatório / sangüíneo

Cores utilizadas:

Azul e verde - para pressão alta.

Vermelha e verde - quando houver infecção nas vias superiores.

1- Ativar o coração no sentido horário.

2- Subir pela artéria carótida até o lóbulo da orelha, descer pela veia jugular até o coração (fazer os dois lados).

3- Sair pela aorta arterial, ir até o braço, antebraço e mão e voltar ao coração. Também trabalhar os dois lados.

4- Ativar o coração e descer pela veia aorta torácica até a veia aorta abdominal.

5- Dirigir-se ao fígado pela artéria hepática e em seguida, pela artéria esplênica ir até o baço. Voltar para a aorta abdominal.

6- Descer até a bifurcação da artéria ilíaca e ir até a altura da virilha.

7- Descer pela artéria femoral até o pé e voltar pela veia safena e femural. Trabalhar os dois lados.

8- Voltar pelas veias hepáticas esplênica retornando ao coração pela veia cava.

Tratando o sistema digestivo

Cores utilizadas:

Verde e azul - disfunção.

Verde, amarelo e azul - prisão de ventre.

1- Começar pela boca.

2- Descer pelo esôfago.

3- Contornar e ativar o estômago, usando movimentos horários.

4- Ir para o fígado e ativar.

5- Ir em direção do pâncreas.

6- Ativar a vesícula.

7- Retornar ao estômago, passar pelo duodeno.

8- Contornar o intestino delgado, sempre com movimentos horário.

9- Contornar o intestino grosso (sem movimentos circulares), da esquerda para a direita do aplicador e sair pelo reto.

Tratando o sistema urinário

Cores utilizadas:

Verde e azul - disfunção.

Verde, violeta e azul - se houver infecção.

Verde laranja e azul - para ativar a função renal.

Verde, azul e amarelo - para energizar.

1- Contornar os rins, ativá-los com movimentos circulares.

2- Realizar movimentos de fora para dentro sobre rim.

3- Descer pelo ureter indo até a bexiga.

4- Cobrindo a região com movimentos horizontais, de cima para baixo, saindo pela uretra.

5- Repetir os mesmos processos com o outro rim.

Tratando o sistema reprodutor

Cores utilizadas:

Verde e azul - disfunção.

Verde, violeta e azul (se houver infecção).

Feminino

1- Inicie em um dos ovários, descendo pelas trompas até o útero.

2- Faça do outro lado e desça até o órgão sexual feminino.

Masculino

1- Circule em torno dos testículos, próstata e vesícula seminal, todos na mesma altura.

Do órgão sexual masculino, que também recebe a luz colorida.

Tratando o sistema linfático

Cores utilizadas:

Amarelo e azul - para facilitar a drenagem.

Violeta e azul - quando os linfonodos estão inchados.

1- Iniciar à direita do aplicador, ir em direção diagonal, atravessando a frente do atendido.

2- Retornar pelo mesmo trajeto.

3- Subir cerca de 10 centímetros.

4- Repetir esse movimento até chegar na altura do pescoço.

5- Passar pelos linfonodos principais, ativando-os, isto é, parando durante três segundos sobre eles.

6- Terminar pelo lado direito do aplicador.

Varredura final

Cores utilizadas:

Azul - harmonização final.

1- Iniciar na altura do ombro.

2- Fazer movimentos horizontais, de cima pra baixo até os pés, voltando aos ombros.

3- Fazer frente e costas.

- O uso prático das cores poderá ocorrer com a aplicação das luzes coloridas, com a ingestão de água solarizada ou ainda com a visualização das cores;

- Aplicação de luzes coloridas;

- A aplicação das luzes coloridas poderá ser efetuada com lâmpadas coloridas comuns. Hoje já existem lanternas com filtros coloridos apropriados para a utilização na Cromoterapia;

- Em posse do aplicador, o terapeuta, após ter identificado as reais necessidades dos clientes, utiliza-se das cores para harmonização e tratamento.

A CROMOTERAPIA NOS TEMPOS ATUAIS

A Cromoterapia consta na relação das principais terapias complementares, que são reconhecidas pela Organização Mundial da Saúde (OMS), desde 1976, indicada para o tratamento de doenças físicas, mentais e emocionais. A inclusão foi feita baseada na conferência internacional de atendimentos primários em saúde, realizada na cidade de Alma-Ata, situada no Cazaquistão, no ano de 1962. No entanto, ainda não comprovaram cientificamente os efeitos das cores. Há diversos estudos em andamento para provar os efeitos terapêuticos das cores no organismo humano. Mas, logo teremos a publicação desses estudos e, assim, tornando a Cromoterapia uma modalidade cientificamente comprovada.

Atualmente, mesmo sem o respaldo científico, a Cromoterapia tem sido usada com excelentes resultados em vários hospitais e clínicas em todo o mundo, em tratamentos de doenças físicas, emocionais e espirituais.

É bastante comum utilizar a Cromoterapia em bebês prematuros, com a aplicação da luz ultravioleta. E, no Brasil, já há hospitais fazendo uso da terapia das cores para auxiliar no tratamento e recuperação de vários de seus pacientes.

BENEFÍCIOS DA CROMOTERAPIA

A Cromoterapia atua no campo físico, mental, emocional e psíquico, e proporciona os seguintes benefícios:

- Auxílio nos tratamentos de enxaqueca;
- Promove a sensação de bem-estar;
- Combate o cansaço físico, mental e emocional;
- Diminuição do cansaço físico;
- Energização e estimulação do sistema nervoso;
- Melhora da qualidade do sono;
- Melhora da circulação sanguínea;
- Potencialização do sistema imunológico;
- Aumento da vitalidade, disposição e ânimo;
- Diminuição de estresse, ansiedade e insônia;
- Melhora de disfunções gastrointestinais;
- Age contra inflamações e infecções;
- Auxilia nos problemas ósseos e articulares;
- Atua beneficamente nas glândulas do corpo;
- Colabora nos tratamentos de câncer;
- Melhora os problemas respiratórios;
- Melhora as funções do sistema urinário e reprodutor.

Entendendo um pouco mais sobre as cores, podemos dizer que escolher as cores nas roupas, acessórios, objetos em geral e etc, vai muito mais além de uma preferência pessoal. Devemos levar em consideração os critérios de propriedades e de benefícios que elas apresentam, com a intenção de ter uma vida mais saudável, harmônica e equilibrada.

SOBRE O COORDENADOR

Rômulo Borges Rodrigues é Terapeuta Holístico, Mestre de Reiki e Consultor.

Trabalha com Reflexologia, Reiki, Massagem, Florais, Hipnose, Regressão, Terapia de Vidas Passadas, Numerologia e ministra cursos online.

Estuda e pesquisa sobre a espiritualidade há mais de trinta anos.

Foi membro da Associação Internacional Amigos da Natureza (AIANATU - SP), na qual fez parte do trabalho de cura espiritual.

Também foi membro da Ordem dos Filhos da Luz (Piracicaba - SP).

Foi integrante da Ordem dos Templários, onde foi dirigente do hospital de cura espiritual de uma das suas sedes.

Atualmente, é coordenador do Projeto Nova Era na cidade de São Paulo, no qual dá palestras e ministra tratamento alternativo para o público.

Escreve artigos quinzenais para sites e revistas sobre vários temas e é autor das seguintes obras:

• *COMPORTAMENTO SOCIAL ALIENADO – Neurose coletiva*

• *PLANETA TERRA EM FASE DE TRANSIÇÃO – Acontecimentos que estão causando mudanças no planeta e no comportamento humano*

• *Guia Prático dos Anjos (Tabela completa de todos os anjos)*

• *Numerologia – A ciência milenar dos números*

• *DESCUBRA SEU POTENCIAL, DONS E TALENTOS INATOS ATRAVÉS DA NUMEROLOGIA.*

• *REIKI – ENERGIA VITAL UNIVERSAL (Harmonia, Equilíbrio e Cura).*

• *OS FLORAIS DE BACH – Equilíbrio e Harmonia Através das Essências.*

• *O PODER DA MENTE – A chave para o desenvolvimento das potencialidades do ser humano.*

• *Os Ensinamentos de Siddartha Gautama, o Buda.*

• *A HISTÓRIA DO BUDISMO - Princípios, conceitos, ensinamentos*

• *ENSAIO SOBRE O BUDISMO TIBETANO*

• *Cuide de Você e Tenha Mais Qualidade de Vida – Cuidar de si mesmo é imprescindível para se obter uma vida plena e satisfatória (Vols. I, II, III, IV, V, VI, VII, VIII e IX)*

• *A Regência Cósmica*

• *Alimentação Saudável = Saúde Perfeita – O consumo de alimentos adequados proporciona equilíbrio orgânico e psíquico (Vols. I, I, III, IV, V, VI, VII, VIII, IX e X)*

• *REFLEXOLOGIA (Massagem Podal) – Equilíbrio e bem-estar através da planta dos pés*

• *TRATADO SOBRE AS RELIGIÕES E FILOSOFIAS DE VIDA – Síntese dos sistemas religiosos e correntes filosóficas – Vols. I e II*

• *DEUSES, DEUSAS E DIVINDADES DO ANTIGO EGITO*

• *EGITO ANTIGO – História, cultura, religião, política*

• *GRÉCIA ANTIGA - Deuses, deusas, divindades e heróis*

• *ROMA ANTIGA – História, cultura, religião, política*

• *ESTUDO SOBRE AS TERAPIAS COMPLEMENTARES – Técnicas terapêuticas integrativas que proporcionam equilíbrio e harmonia*

- *GUIA COMPLETO DAS TERAPIAS ALTERNATIVAS*

- *PRÉ-EXISTÊNCIA E PÓS-EXISTÊNCIA DA ALMA – Vidas passadas, vidas futuras*

- *PRINCÍPIOS, FILOSOFIA E METODOLOGIA DA MEDICINA HOLÍSTICA - Os recursos e métodos terapêuticos utilizados nos tratamentos e terapias*

- *A ANATOMIA SUTIL DO CORPO (ETÉRICA) DO CORPO HUMANO*

- *CHAKRAS – Centros energéticos do corpo etérico*

- *CURSO DE REIKI*

- *CURSO DE FLORAIS*

- *CURSO DE REFLEXOLOGIA (Massagem Podal)*

- *CURSO DE NUMEROLOGIA – Método simples e prático*

- *CURSO DE HIPNOSE, REGRESSÃO, TVP, TMS – Metodologia simplificada*

- *CURSO DE FENG SHUI – Técnica chinesa milenar de harmonização e equilíbrio de ambientes*

- *CURSO DE RADIESTESIA*

- *CURSO DE ÓLEOS ESSENCIAIS*

- *CURSO DE AROMATERAPIA*

- *CURSO DE FITOTERAPIA*

- *CURSO BÁSICO DE MASSOTERAPIA*

- *CURSO DE TERAPIAS INTEGRATIVAS*

- *CURSO DE CRISTAIS*

DESTAQUE

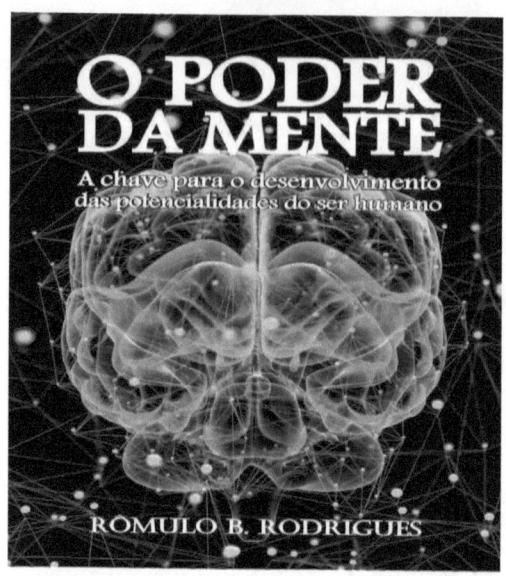

O PODER DA MENTE

Gênero: Reprogramação mental
Amazon - 146 págs – 14x21

SINOPSE:

Que não usamos plenamente a força que temos em nossa mente, não é novidade pra ninguém. Nosso cérebro e sua capacidade total ainda é um mistério a ser desvendado. Com o passar dos anos e à custa de muitas pesquisas e estudos, aconteceram avanços significativos nesta área. Não são poucas as pessoas que, atualmente, conseguem resultados sensacionais através do amplo domínio que aprenderam a ter sobre aquilo que pensam. Realizar primeiro na cabeça facilita a concretização de planos, sonhos e metas. Há inúmeros casos e exemplos de pessoas que, pelo condicionamento, auto-sugestão, reprogramação, programação neurolinguística, hipnose e outros métodos, conseguiram mudar radicalmente de vida, tanto no âmbito material como no espiritual. A revolução acontece e está ao alcance de todos; ou melhor, de todos que se despem dos preconceitos e se permitem trilhar outros caminhos. Querer é poder, sim; mas antes, é preciso se preparar para a batalha da vida. A vitória há de chegar; mas, para isso, precisamos usar a capacidade mental que temos em nosso favor. O objetivo deste livro é justamente tirar o manto do preconceito que paira sobre temas que podem ser bastante benéficos às pessoas.

ÚLTIMO LANÇAMENTO

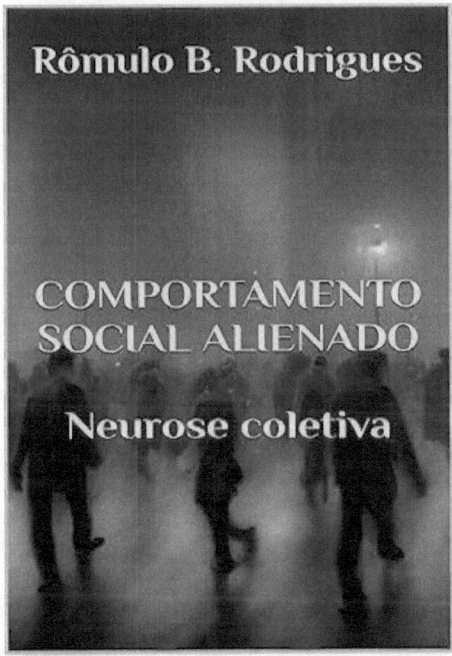

COMPORTAMENTO SOCIAL ALIENADO – Neurose coletiva

Gênero: Psicologia aplicada

Amazon – 263 págs – 14x21

SINOPSE:

A sociedade da época atual está atravessando uma fase sem precedentes na história das sociedades dos séculos pretéritos. A "modernidade" e o avanço tecnológico tem causado profundas alterações no comportamento humano. Alguns dos fatores que têm determinado mudanças no comportamento, são:

- A pressão da mídia para o consumo;
- O estabelecimento de padrões rígidos de beleza e estética;
- A disputa acirrada por status e posição social;
- A busca incessante pelo dinheiro e pelo poder;
- A luta pela sobrevivência;
- Entre outros.

Tais fatores acabam ocasionando uma total inversão de valores, resultando em uma sociedade extremamente individualista. Ou seja, todos os seus membros tornam-se "vítimas de vítimas" do padrão negativo de personalidade e de conduta que a própria sociedade adotou.

OUTRAS OBRAS DO AUTOR

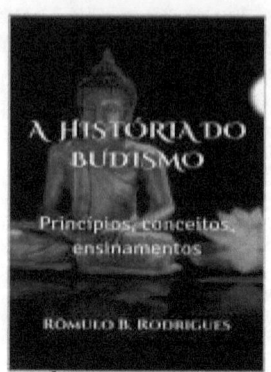

A HISTÓRIA DO BUDISMO
AMAZON
137 págs – 14x21

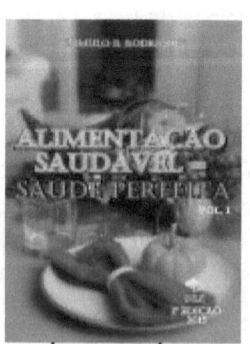

ALIMENTAÇÃO SAUDÁVEL = SAÚDE PERFEITA – Vol. I
AMAZON
122 págs – 14x21

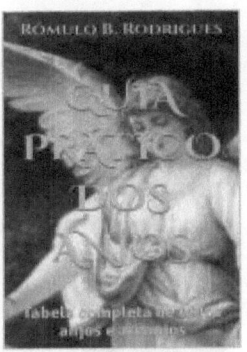

GUIA PRÁTICO DOS ANJOS
AMAZON
141 págs – 14x21

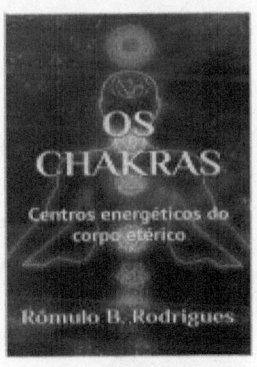

OS CHAKRAS – Centros energeticos do corpo eterico

AMAZON
84 págs – 14x21

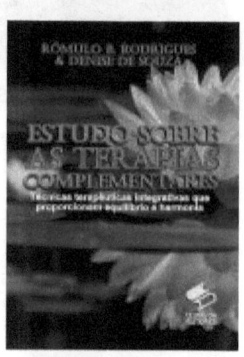

ESTUDO SOBRE AS TERAPIAS COMPLEMENTARES

AMAZON
240 págs – 14x21

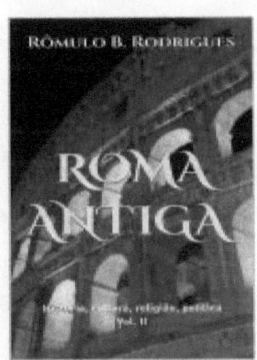

ROMA ANTIGA – Historia, cultura, religiao e política – Vol. II
AMAZON
395págs – 14x21

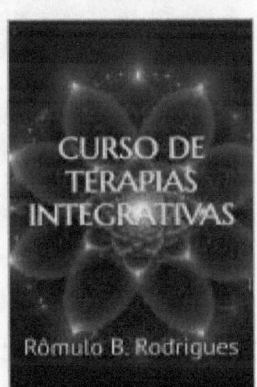

CURSO DE TERAPIAS INTEGRATIVAS
AMAZON
192 págs – 14x21

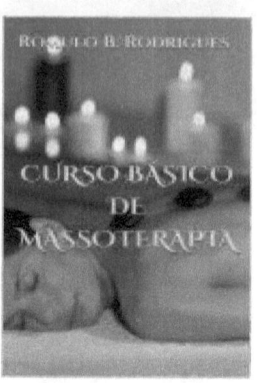

CURSO BÁSICO DE MASSOTERAPIA
AMAZON
80 págs – 14x21

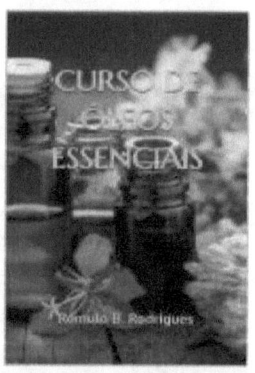

CURSO DE ÓLEOS ESSENCIAIS
AMAZON
82 págs – 14x21

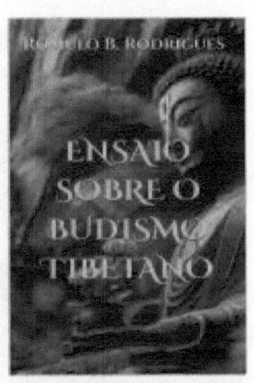

ENSAIO SOBRE O BUDISMO TIBETANO
AMAZON
133 págs – 14x21

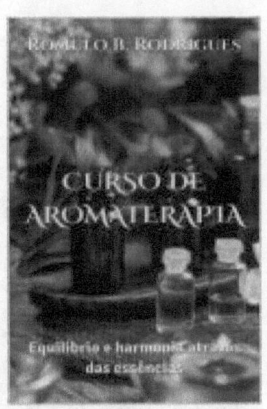

CURSO DE AROMATERAPIA
AMAZON

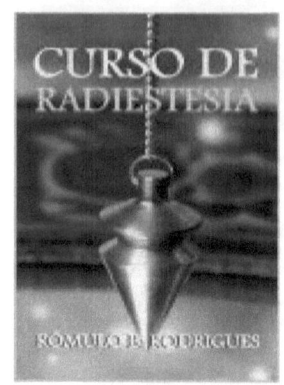

CURSO DE RADIESTESIA
AMAZON
106 págs – 14x21

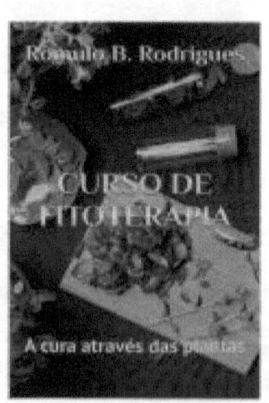

CURSO DE FITOTERAPIA
AMAZON
80 págs – 14x21

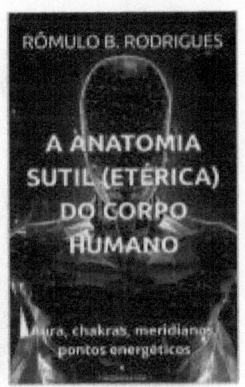

A ANATOMIA SUTIL (ETÉRICA) DO CORPO HUMANO
AMAZON
103 págs – 14x21

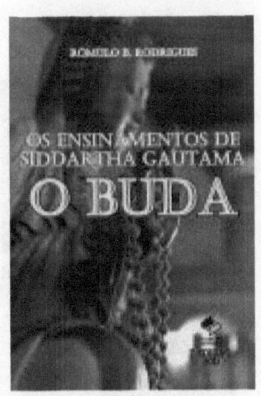

OS ENSINAMENTOS DE SIDDHARTA GAUTAMA, O BUDA
AMAZON
97 págs – 14x21

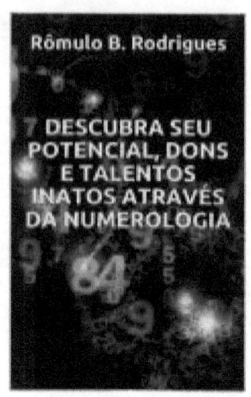

DESCUBRA SEU POTENCIAL, DONS E TALENTOS INATOS ATRAVÉS DA
NUMEROLOGIA
AMAZON
148 págs 14x21

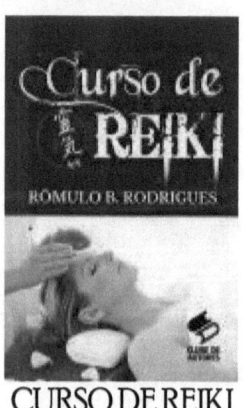

CURSO DE REIKI

AMAZON
58 págs – 14x21

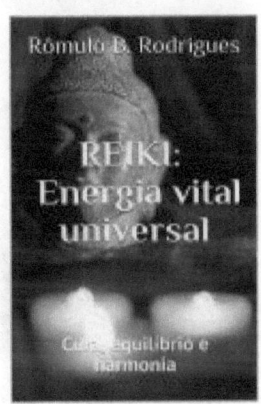

REIKI – ENERGIA VITAL UNIVERSAL
AMAZON
91 págs – 14x21

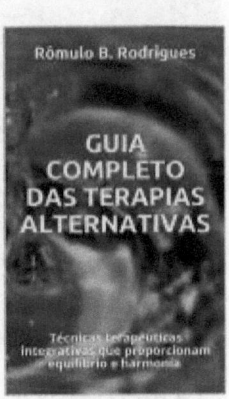

GUIA COMPLETO DAS TERAPIAS ALTERNATIVAS
AMAZON
254 págs – 14x21

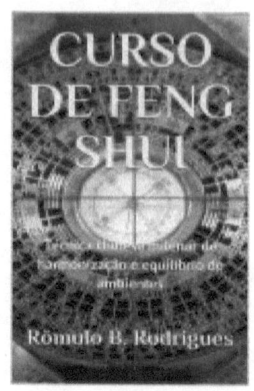

CURSO DE FENG SHUI
AMAZON
76 págs – 14x21

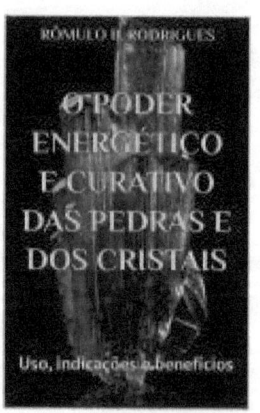

O PODER ENERGÉTICO E CURATIVO DAS PEDRAS E DOS CRISTAIS
AMAZON
94 págs – 14x21

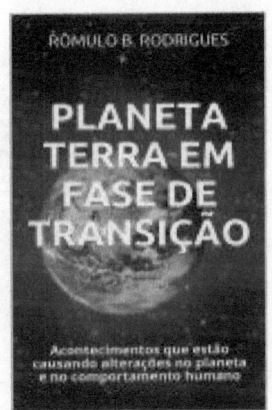

PLANETA TERRA EM FASE DE TRANSIÇÃO
AMAZON
135 págs – 14x21

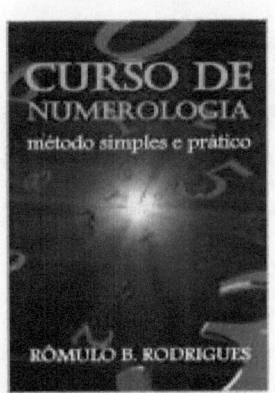

CURSO DE NUMEROLOGIA
AMAZON
132 págs –14x21

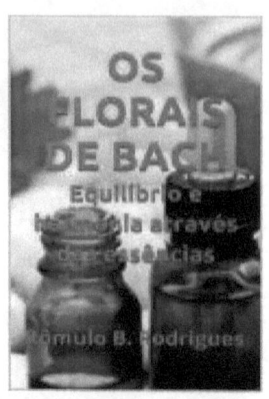

OS FLORAIS DE BACH
AMAZON
87 págs – 14x21

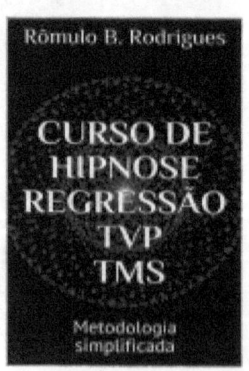

CURSO DE HIPNOSE, REGRESSÃO, TVP E TMS
AMAZON
70 págs – 14x21

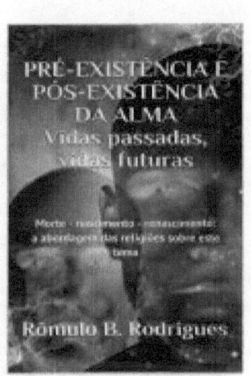

PRÉ-EXISTÊNCIA E PÓS-EXISTÊNCIA DA ALMA – Vidas passadas – Vidas
futuras
AMAZON
138 págs – 14x21

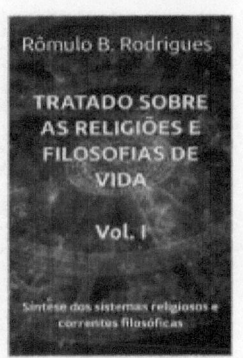

TRATADO SOBRE AS RELIGIÕES E FILOSOFIAS DE VIDA – Vol. I
AMAZON
300 págs – 14x21

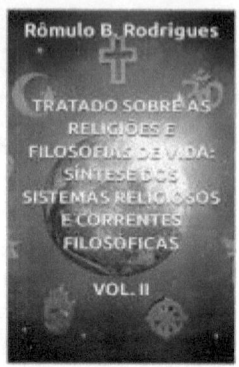

TRATADO SOBRE AS RELIGIÕES E FILOSOFIAS DE VIDA – Vol. II

AMAZON
114 págs – 14x21

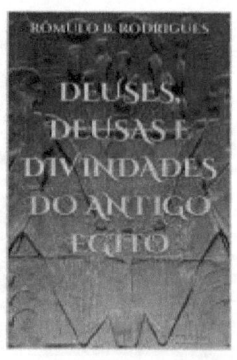

DEUSES, DEUSAS E DIVINDADES DO ANTIGO EGITO

AMAZON
121 págs – 14x21

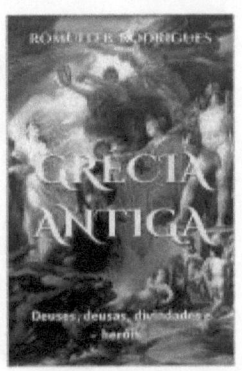

DEUSES, DEUSAS E DIVINDADES DO ANTIGO EGITO

AMAZON
195 págs – 14x21

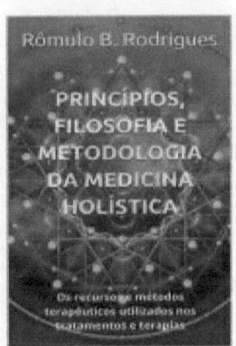

PRINCÍPIOS, FILOSOFIA E METODOLOGIA DA MEDICINA HOLÍSTICA

AMAZON
247 págs – 14x21

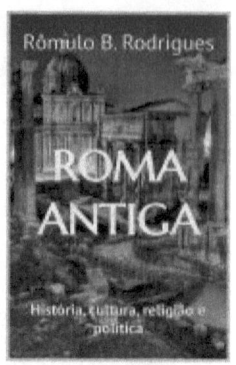

ROMA ANTIGA – Historia, cultura, religiao e política – Vol. II

AMAZON
142 págs – 14x21

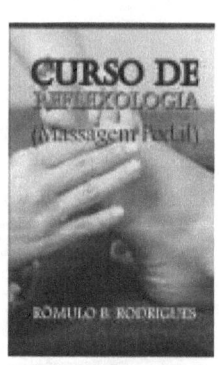

CURSO DE REFLEXOLOGIA

AMAZON
180 págs – 14x21

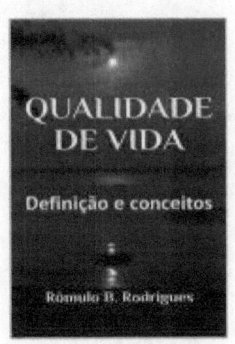

QUALIDADE DE VIDA – DefiniÇoes e conceitos

AMAZON
173 págs – 14x21

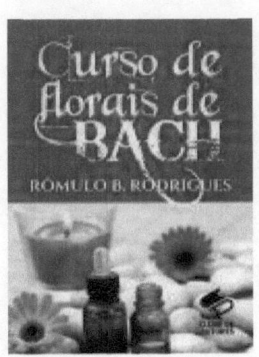

CURSO DE FLORAIS DE BACH

AMAZON
40 págs – 14x21

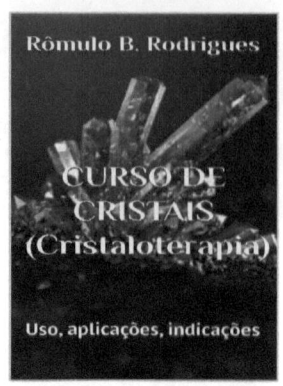

CURSO DE CRISTAIS

AMAZON
114 págs – 14x21